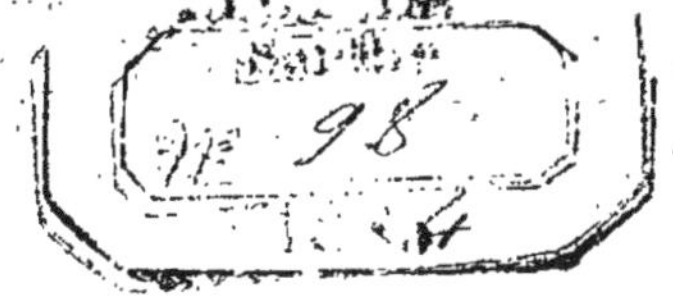

DES TROUBLES
DE LA SENSIBILITÉ

DANS

L'HÉMIPLÉGIE DE CAUSE CÉRÉBRALE

Par le Dr A. LEGROUX

Professeur agrégé à la Faculté de Médecine, médecin de l'hôpital Laennec

Et le Dr H. de BRUN

Ancien Interne des Hôpitaux

Avec figures intercalées dans le texte

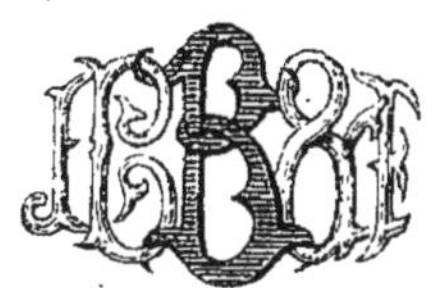

PARIS

LIBRAIRIE J.-B. BAILLIÈRE ET FILS

19, rue Hautefeuille, près le boulevard Saint-Germain

—

1884

DES TROUBLES

DE LA SENSIBILITÉ

DANS

L'HÉMIPLÉGIE DE CAUSE CÉRÉBRALE

Par le Dr A. LEGROUX

Professeur agrégé à la Faculté de Médecine, médecin de l'hôpital Laennec

Et le Dr H. de BRUN

Ancien Interne des Hôpitaux

Avec figures intercalées dans le texte

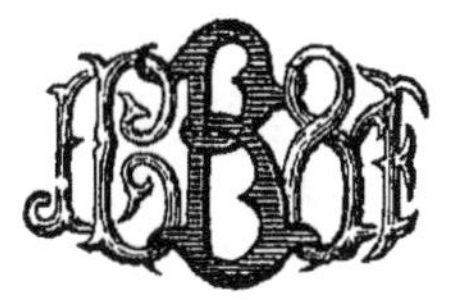

PARIS

LIBRAIRIE J.-B. BAILLIÈRE ET FILS

19, rue Hautefeuille, près le boulevard Saint-Germain

1884

DES TROUBLES DE LA SENSIBILITÉ

dans

L'HÉMIPLÉGIE DE CAUSE CÉRÉBRALE

Par le Dr A. LEGROUX

Professeur agrégé à la Faculté de Médecine, médecin de l'hôpital Laennec

Et le Dr H. de BRUN

Ancien Interne des Hôpitaux

Si l'on jette un coup d'œil d'ensemble sur les résultats obtenus, au point de vue des localisations cérébrales, par les recherches modernes, on s'aperçoit bientôt qu'une large part a été accordée aux centres moteurs, tandis que les troubles de la sensibilité, rélégués en quelque sorte au dernier plan, n'ont, donné lieu en dehors de l'œuvre de G. Ballet, qu'à des études moins suivies, incomplètes, et dont les résultats laissent encore beaucoup à désirer.

Tandis que l'on est arrivé à délimiter avec quelque certitude (1) les centres moteurs des membres, des muscles de la face et de la paupière supérieure, on n'a pu encore établir que ce fait, à savoir que les troubles de sensibilité d'origine cérébrale reconnaissent pour cause soit une altération de la partie postérieure de la capsule interne soit une lésion diffuse de la partie postérieure de l'écorce cérébrale.

Et cependant, ces troubles de la sensibilité peuvent avoir des caractères différents et des sièges divers.

Tantôt en effet, l'hémi-anesthésie est complète, absolue. Sur tout un côté du corps, aussi bien à la peau que

---

(1) Il s'en faut que cette délimitation soit absolument rigoureuse, car des recherches d'Hitzig, de Ferrier, de Carville et Duret, de Charcot, de Huguenin, il se dégage une certaine discordance qui appelle de nouvelles investigations.

sur les muqueuses, le malade est insensible et cette altération de la sensibilité atteint à la fois la perception de
la douleur (analgésie), celle de la température (thermo-
anesthésie) celle des courants électriques (électro-
anesthésie), enfin les sensations de tact et de contact.

Tantôt, au contraire, par suite d'une dissociation fonctionnelle, une de ces sensibilités, seule, est lésée et
l'on peut voir un côté du corps percevant les contacts les
plus légers, ne pas sentir de douleurs au moment où la
peau est traversée par une épingle.

Ce phénomène, constaté chaque jour comme fait banal,
doit exciter nos réflexions, et, nous devons nous demander si, en regard des localisations motrices, il y a ou il
n'y a point de départements cérébraux destinés à la perception des différentes sensibilités. La dissociation fonctionnelle conduit forcément à l'idée d'une dissociation
organique.

D'ailleurs, la possibilité d'anesthésies de cause cérébrale limitées à un seul membre, coïncidant ou non avec
des troubles moteurs, impose d'une manière plus rigoureuse encore, la nécessité d'admettre ou tout au moins
de rechercher l'existence de centres sensitifs.

Déjà des tentatives ont été faites à ce sujet et Ferrier a
essayé d'établir l'existence de centres corticaux indépen-
dants pour les organes des sens. Mais, si pour la vue,
pour l'ouïe, pour l'olfaction et le goût, la clinique et
l'expérimentation ont apporté quelques preuves, rien
jusqu'à présent que nous sachions, n'a été tenté en ce
qui concerne les différentes sensibilités cutanées.

Cette lacune tient à plusieurs causes. En clinique
l'anesthésie, sous toutes ses formes, est un phénomène
qui veut être cherché : tous les jours on rencontre des
sujets, presque toujours des hystériques, hémianesthésiques depuis longtemps sans le savoir et pour lesquels
l'investigation médicale apporte une révélation inatten-

due ; il en est de même chez l'hémiplégique de cause cérébrale, dont la paralysie motrice constitue le phénomène dominant, tangible, tandis que l'anesthésie complète ou incomplète reste au second plan et ne peut être décelée, dans ses modalités diverses, que par une analyse longue, minutieuse, et parfois difficile en raison de l'état d'obtusion intellectuelle du sujet.

En physiologie expérimentale, les mêmes difficultés se retrouvent : l'animal, s'il peut manifester le phénomène douleur, par un cri, par un mouvement, est incapable de traduire le plus ou le moins de sensations qui lui est conservé, si bien que la vivisection ne peut nous instruire que des grands troubles analgésiques et ne saurait nous fournir de renseignemenis précis au sujet des délicatesses de l'anesthésie.

C'est donc encore à l'observation clinique et pour mieux dire à l'analyse clinique, qu'il faut revenir pour étudier les altérations de la sensibilité et en pouvoir apprécier la nature. On ne doit pas se borner, dans cette étude, à pincer ou à piquer le malade çà et là à la surface des membres paralysés, comme on le fait si souvent : il faut explorer région par région, place par place, le degré de la sensibilité soit par le simple contact, soit par la piqûre forte ou faible, unique ou répétée rapidement, soit enfin par l'esthésiomètre ; il faut aussi tenir grand compte de l'état mental du sujet.

Depuis longtemps déjà nous nous livrons à cette recherche et nous avons pu réunir un certain nombre de faits portant soit sur des malades récemment paralysés, soit sur d'anciens hémiplégiques. Nous devons dire que les résultats ont toujours été plus nets sur les sujets du premier groupe, que sur ceux du second dont les troubles trophiques cutanés ou autres, la longue impotence du membre, et enfin les altérations psychiques forment un obstacle à la précision de la recherche.

Nous donnerons d'abord les observations ayant trait aux troubles de la sensibilité dans des cas d'hémiplégie récente de cause cérébrale.

OBSERVATION I. — *Apoplexie, hémiplégie gauche ; zones irrégulières d'anesthésie, se déplaçant puis s'atténuant peu à peu. — Amélioration.*

L... Paul, 41 ans, employé de commerce, entre le 14 janvier 1878, dans le service du professeur Lasègue, salle Saint-Paul 1.

Antécédents héréditaires : père mort d'apoplexie ; grand-père maternel ayant eu trois attaques apoplectiques, la dernière mortelle ; les trois frères de cet aïeul ont également succombé à l'apoplexie cérébrale.

Antécédents personnels : convulsions au moment de la dentition ; rhumatisme articulaire aigu à 23, à 35 et à 37 ans. Céphalalgie fréquente avec injection de la conjonctive.

Depuis un mois vertiges, plusieurs éblouissements, céphalalgie plus fréquente.

Le 9 janvier L... tombe sans connaissance au milieu de son travail. Quelques instants après il revient à lui et constate que le bras gauche est roide, insensible et presque inerte : la jambe gauche ne semble pas atteinte. Le malade retourne à pied à son domicile, assez éloigné. Le lendemain, le bras était encore plus inerte que la veille et le membre inférieur gauche commence à faiblir : L... s'aperçoit qu'il est sourd du côté gauche.

Les trois jours suivants, la paralysie augmente, si bien que le 13 janvier, la marche devient impossible.

État actuel : décubitus dorsal, difficulté très grande à soulever le bras et la jambe ; le pied ne peut être soulevé qu'avec de grands efforts à dix centimètres au-dessus du plan du lit. Les mouvements de totalité du membre supérieur sont un peu plus faciles et le bras peut être maintenu horizontalement étendu pendant quelques secondes. Quant aux mouvements partiels des membres paralysés, ils sont impossibles. Légère contracture du poignet en flexion ; contracture des extenseurs de la jambe.

Exploration de la sensibilité : la diminution de la sensibilité est disséminée très irrégulièrement *(fig. 1 et 2).*

A la face antérieure du membre supérieur, le pouce est totalement insensible à la piqûre, au chaud et au froid. Cette anesthésie s'étend de là, en dedans, à une région voisine, limitée en haut par une ligne horizontale passant par la racine du pouce, en bas par la racine de l'index et du médius, en dehors par le bord externe de la main, en dedans par la verticale

médiane de la main. L'index et le médius sont au contraire
assez sensibles, beaucoup plus que l'annulaire et l'auriculaire,
dont la sensibilité va en diminuant de haut en bas. Au-dessus
du poignet, nous trouvons une zone de 4 à 5 centimètres, où la
sensibilité est presque normale ; au-dessus une zone d'hypoes-

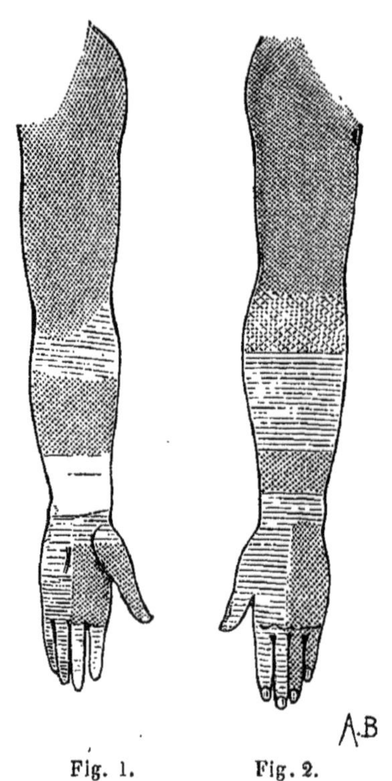

Fig. 1.   Fig. 2.

thésie assez marquée, mesurant à peu près 2 centimètres,
à laquelle succède une région, dont la sensibilité d'abord un
peu diminuée va en décroissant jusqu'au pli du coude. A
partir de cet endroit jusqu'à l'épaule l'anesthésie est absolue.

A la face postérieure du même membre, cette même anesthésie se retrouve au bras et au coude, à 2 centimètres au-
dessous du coude ; la sensibilité revient peu à peu, augmente
jusqu'au niveau du poignet où l'on trouve une région d'hypoesthésie mal délimitée, au-dessous de laquelle on constate
un peu plus de sensibilité. Seul, l'annulaire est complètement
insensible ainsi que la région située au-dessus de lui et
au-dessus de l'auriculaire, jusqu'à 3 centimètres au-dessous de
la limite supérieure de la main *(fig. 1 et 2).*

Même inégalité dans la répartition de la sensibilité du
membre inférieur. Cette inégalité se remarque surtout à la face
antérieure, où l'on observe immédiatement au-dessous du pli
de l'aine une zone de quelques centimètres carrés presque
entièrement anesthésique. Au genou, zone d'anesthésie com-

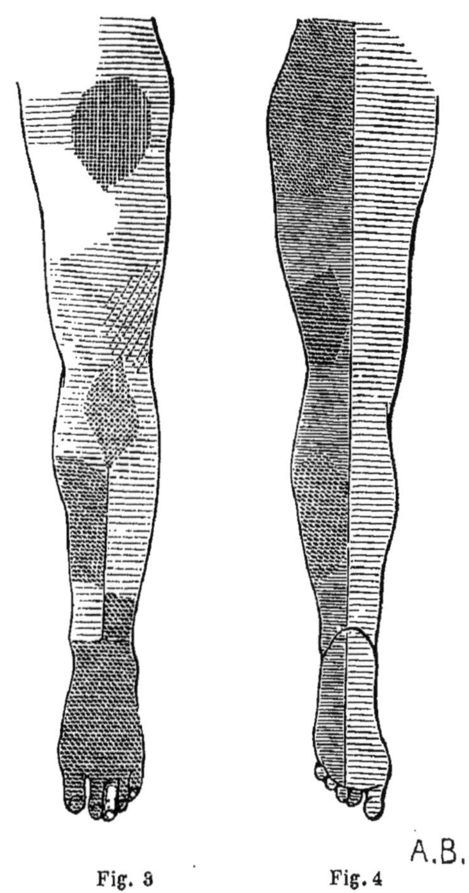

Fig. 3   Fig. 4

plète. Du genou au cou-de-pied, la sensibilité diffère beaucoup
suivant qu'on l'explore en dedans ou en dehors : zone d'anesthésie
bien nette en haut, et moindre en bas pour la partie interne ;
pour la partie externe, au contraire, diminution de la sensibilité en bas et assez grande sensibilité en haut. A partir du
cou-de-pied, l'hypoesthésie se répand sur toute la face dorsale
du pied et se prolonge sur le second orteil et sur le 4e et
le 5e, beaucoup moins sur le premier. Seul, le 3e a gardé,

surtout à sa partie externe une sensibilité relativement considérable. Enfin, au-dessous et en dedans de la zone d'anesthésie supérieure de la cuisse, existe une région de quelques centimètres carrés, où la sensibilité est tout à fait normale *(fig. 3)*.

A la face postérieure du membre, la médiane verticale laisse en dedans une zone où la sensibilité est très peu amoindrie. En dehors, on observe supérieurement une zone hypoesthésiée, au-dessous de laquelle la sensibilité revient un peu jusqu'au jarret. En ce point elle disparaît complètement, pour revenir plus forte 2 ou 3 centimètres plus bas. Du mollet au pied la sensibilité est très faible.

Sur la face plantaire du pied, la ligne se prolonge, laissant en dedans une région beaucoup plus sensible qu'en dehors *(fig. 4)*.

La sensibilité à la température est distribuée d'une façon irrégulière.

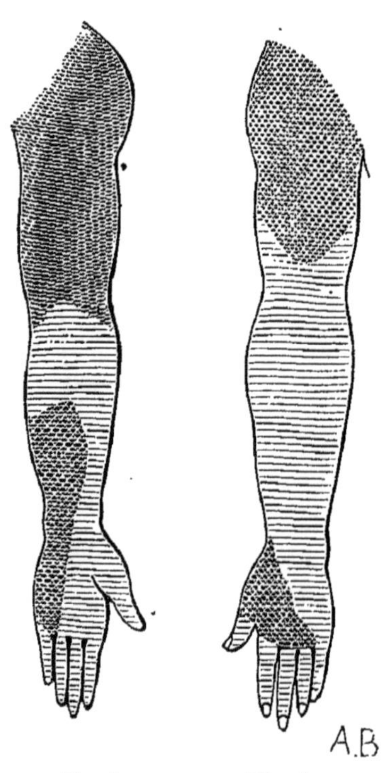

Fig. 5.   Fig. 6

Au tronc, hypoesthésie générale et diffuse sur le côté gauche, ainsi qu'à la face, sans qu'on puisse y découvrir des zones analogues à celles des membres.

— Le malade fort intelligent, a conservé toute sa mémoire et sa lucidité, ce qui nous a facilité les recherches.

Battements du cœur, sourds sans bruits anormaux. Rien à signaler dans les autres appareils.

25 janvier. — Amélioration notable, contracture moindre.

L'anesthésie est plus diffuse et moins intense; elle s'est un peu déplacée. Le bras est toujours complètement insensible; la sensibilité a reparu à la face antérieure du pouce, mais elle a disparu sur la partie externe de la région palmaire. Le dos du pied est plus sensible que précédemment, mais sur la partie moyenne de la face antérieure de la cuisse, on constate l'existence d'une plaque d'anesthésie mesurant plusieurs centimètres carrés, et se confondant en haut avec la zone d'hypoesthésie supérieure précédemment signalée.

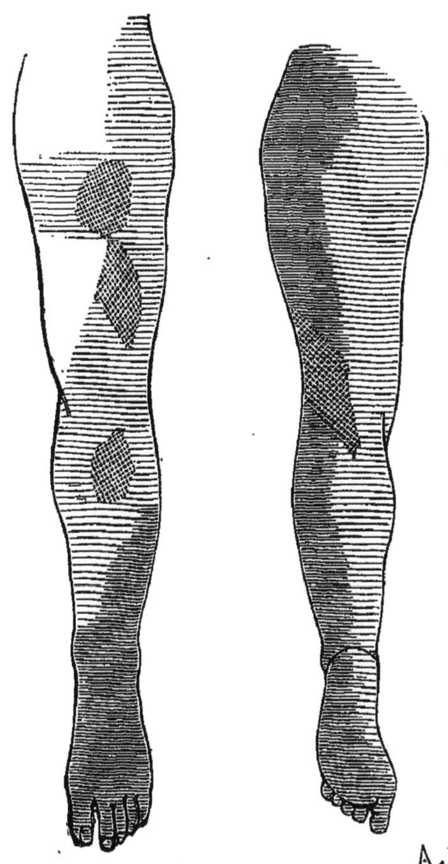

Fig. 7.   Fig. 8.

30 janvier : changement notable des parties anesthésiées; la sensibilité qui primitivement allait en s'affaiblissant du poignet

au coude, va au contraire en s'affaiblissant du coude au poignet. Le bras commence à sentir un peu, surtout en avant et en bas. La pulpe des doigts redevient sensible ainsi que la face antérieure de la main, mais la face postérieure sur une partie de son étendue l'est beaucoup moins *(fig. 5 et 6)*. A la jambe, les modifications sont moindres, il semble cependant que les différences s'effacent *(fig. 7 et 8)*.

2 février : la contracture a presque totalement disparu. Le malade peut se lever et marche assez bien.

11 février : Départ pour Vincennes. La paralysie motrice a disparu au membre supérieur; la sensibilité y est encore diminuée, mais l'hypoesthésie est diffuse, étendue à tout le membre, et sans zônes marquées.

Au membre inférieur, la sensibilité est moindre en avant qu'en arrière, et la plaque d'anesthésie supérieure précédemment décrite persiste, quoique bien diminuée d'intensité.

Le 3 mai, nous revoyons le malade et nous constatons un peu de parésie du côté gauche et une légère anesthésie. La sensibilité est moindre à la jambe, particulièrement à la région externe.

OBSERVATION II. *Apoplexie. — Hémiplégie droite. — Aphasie. — Diminution de la sensibilité.*

Cr... Jean, 32 ans, serrurier, entre le 10 juin 1878, salle Saint-Paul 37, dans le service du professeur Lasègue.

Il est hémiplégique du côté droit et aphasique. Son aphasie est assez accusée. Nous finissons enfin par comprendre qu'il aurait eu une attaque d'apoplexie très forte (quelques heures de perte de connaissance), après laquelle il n'aurait pu mouvoir ni son bras, ni sa jambe droite et aurait été privé de la parole... L'attaque aurait eu lieu il y a un mois, et le malade serait resté tout ce temps chez lui, soigné par des amis.

La paralysie est incomplète. Le malade peut légèrement mouvoir le bras droit et serrer un peu de la main droite. Quand il marche il traîne la jambe droite, qu'il sent faiblir sous lui.

La sensibilité à la piqûre est légèrement diminuée dans le bras malade; elle est plus faible sur toute la partie interne de l'avant-bras et de la main; sur la partie externe, au contraire, le malade sent aussi bien que sur le membre opposé. A la jambe, la sensibilité est diminuée partout, mais surtout au niveau de la face externe de la jambe, tout le long du péroné.

Le bras et surtout l'avant-bras droit sont beaucoup plus rouges que le bras et l'avant-bras gauche. La coloration est encore plus appréciable à la main. La différence est beaucoup moins accentuée à la jambe.

La température est manifestement plus élevée du côté paralysé, et le pouls y est plus large et plus fort.

Rien à la face.

Intégrité des organes des sens.

Cœur et poumons indemnes, pas d'albuminurie, pas de syphilis.

15 juin. Le malade va beaucoup mieux. La paralysie est moindre. La sensibilité est complètement revenue, et il est impossible de trouver à ce sujet aucune différence entre les deux côtés.

OBSERVATION III. — *Hémiplégie droite consécutive à de vives douleurs de l'oreille gauche. — Surdité. — (Carie du rocher probable.) — Attaques épileptiformes.*

L... Louis, 45 ans, maçon entre le 21 janvier 1878, salle Saint-Paul, 48, service du professeur Lasègue.

Dès les derniers jours de décembre 1877, L.,. ressentit une douleur à l'oreille gauche, douleur qui augmenta rapidement, en provoquant des élancements parfois insupportables. En même temps notable diminution de la sensibilité auditive du côté douloureux.

C'est dans ces conditions que le 18 janvier il fut pris subitement dans son atelier d'une attaque foudroyante avec perte de connaissance : il apprit par ses camarades qu'il s'était beaucoup agité et qu'il avait eu des convulsions. Pendant cette attaque il se mordit la langue.

Le 19 et le 20 il eut deux nouvelles attaques qui présentèrent les mêmes caractères.

Depuis le 18, la douleur à l'oreille a encore augmenté et elle s'accompagne d'une vive céphalalgie frontale.

Le 23 le malade répond assez difficilement aux questions et rend mal compte des sensations qu'il éprouve. Il déclare toutefois qu'il a une certaine lourdeur dans le bras et la jambe droite et qu'il remue ses membres plus difficilement que du côté opposé.

La sensibilité du côté droit du corps, au froid, à la chaleur, à la piqûre, est assez obtuse, sauf à la partie interne de l'avant-bras où elle est normale.

Du 23 au 30 janvier, la sensibilité revient peu à peu dans les membres malades. Le 30, elle est presque normale. Grâce à une application de sangsues au niveau de l'apophyse mastoïde gauche, la douleur d'oreille diminue notablement.

Mais du 6 au 15 février, les douleurs d'oreille deviennent beaucoup plus vives; elles irradient dans tout le crâne et principalement dans le front. L'hémiplégie est plus accusée que précédemment.

Le 7 mars L... se plaint d'éprouver une sensation de brûlure au bras et à l'avant-bras droits. L'annulaire et l'auriculaire lui paraissent engourdis et froids.

L'étude de la sensibilité donne à l'esthésiomètre les résultats suivants.

	Écart du côté droit.	Écart du côté gauche.
Face antérieure de l'avant-bras à sa partie moyenne	3 cent. 3	8 millim.
Pli du coude	5 cent.	4 cent. 5
A deux travers de doigts au-dessus du poignet, en avant	4 millim.	8 millim.
Pulpe des doigts — pouce	4 millim.	4 millim.
index	4 millim.	3 millim.
médius	1 cent. 5	3 millim.
annulaire	2 cent. 2	5 millim.
auriculaire	3 cent.	5 millim.
Face dorsale des doigts — pouce	1 cent. 1	8 millim.
index	4 millim.	3 millim.
médius	1 cent. 5	2 millim.
annulaire	1 cent.	5 millim.
auriculaire	3 cent.	6 millim.

Le membre inférieur droit présente une hypoesthésie diffuse.

Dans le courant d'avril, le côté droit commence à s'atrophier. — La sensibilité est manifestement moindre sur la partie externe de l'avant-bras que sur la partie interne.

Le malade demande à sortir.

OBSERVATION IV. — *Attaque d'apoplexie. — Hémiplégie gauche. — Hémi-anesthésie. — Amélioration considérable.*

G... Anna, 71 ans, ménagère, entre à la Pitié le 25 mars 1878, salle St-Charles 38, pour y être traitée d'une hémiplégie gauche.

Depuis 3 ou 4 jours elle était mal à son aise, éprouvait un peu de céphalalgie, des bourdonnements d'oreille, ne mangeait pas et toussait un peu, lorsque tout à coup, le 23 mars, étant seule dans sa chambre, elle voit tout tourner autour d'elle, et s'affaise par terre. A partir de ce moment, elle ne se souvient de rien et ne saurait dire combien de temps elle est restée sans connaissance.

État actuel. Le bras gauche et la jambe du même côté retombent complètement inertes, quand on les soulève. La malade ne peut leur communiquer absolument aucun mouvement.

La sensibilité est presque absolument abolie sur tout le côté

14 A. LEGROUX ET H. DE BRUN

paralysé, qu'on peut pincer et piquer sans que la malade s'en
aperçoive. Cependant il est un point au-dessous du genou
gauche, dans une étendue de 4 à 5 travers de doigts qui est
resté sensible quoiqu'il le soit à un dégré un peu moindre que
le point correspondant du côté opposé.

Température 88,5. Pouls fort, lent, artères athéromateuses.
Bruits cardiaques profonds, sourds; battements irréguliers;
intermittence toutes les 12 à 15 pulsations. Pas de bruit de
souffle.

Surdité de l'oreille gauche.

La malade est encore dans une certaine torpeur.

30 mars. Elle répond mieux aux questions. Elle peut remuer
ses doigts et son pied. L'anesthésie est toujours la même.

Vers la fin d'avril, l'état s'est bien amélioré. — La malade
peut élever son bras et sa jambe au-dessus du plan du lit. Elle
sent assez bien la piqûre, mais la sensibilité est toujours
moindre à gauche qu'à droite.

25 mai. Amélioration notable. — Les mouvements sont plus
libres. — La sensibilité est presque normale.

27 juin. Grande amélioration. La force est presque égale des
deux côtés. Il reste encore cependant un peu de lourdeur et de
maladresse. La sensibilité est aussi complète à gauche qu'à
droite. — Pas de contracture.

OBSERVATION V. — *Hémiplégie gauche. — Phénomènes
anesthésiques.*

M... Mélanie, 66 ans, vannière, entre le 1er avril 1878, salle
St-Charles, no 20, dans le service du professeur Lasègue.

Son père est mort d'un coup de sang à l'âge de 35 ans.

Assez bonne santé habituelle. — Toutefois depuis assez longtemps elle a des maux de tête très violents, occupant tout le
crâne sans localisation bien précise. Ces céphalalgies revenaient
à peu près tous les mois et duraient deux ou trois jours.

Au mois d'octobre 1877, elle eut une perte de connaissance.
Quand elle revint à elle, le bras, l'avant-bras et la main gauche
étaient douloureux; les forces y étaient sensiblement dimi·
nuées. Le lendemain, le membre était plus faible encore, et la
malade remarqua que la jambe gauche devenait moins forte que
la droite. Depuis, la faiblesse du côté gauche augmenta tous
les jours pendant quelque temps, surtout au bras.

État actuel. — L'hémiplégie est complète et absolue.

L'étude de la sensibilité donne les résultat suivants :

Le bras sent la piqûre, mais faiblement; l'avant-bras est à
peu près analgésique; la pulpe des doigts ne sent absolument
rien. A la jambe, anesthésie moins absolue; la cuisse ressent
bien moins la piqûre que la jambe, et les orteils sont presque

aussi sensibles que du côté non paralysé. C'est surtout à la pulpe que la sensibilité est bien conservée.

La sensibilité au chaud et au froid est diminuée dans le même sens et dans les mêmes proportions que la sensibilité générale.

Légère contracture des fléchisseurs des doigts.

Pendant un long séjour à l'hôpital la malade n'offre pas de changement notable.

OBSERVATION VI. — *Hémiplégie gauche.* — *Troubles hémianesthésiques.*

L... Lucile, 70 ans, entre le 30 décembre 1877, dans le service du professeur Lasègue, salle St-Charles, n° 11.

Depuis six semaines, elle remarque que son côté gauche devient plus faible et comme engourdi. En même temps elle éprouve un peu de difficulté à mâcher et à avaler les aliments.

État actuel. La face est déviée à droite, ainsi que la langue. La malade parle difficilement.

Difficulté et lenteur des mouvements du côté gauche où la force est moindre qu'à droite.

Un peu d'anesthésie et d'analgésie du côté gauche.

Bruits cardiaques tumultueux et sourds, pouls irrégulier ; artères dures et flexueuses,

Dans les premiers jours de janvier, l'état de la malade fut en s'aggravant. Abattement profond ; face de plus en plus déviée, paralysie à peu près complète, paroles incompréhensibles, somnolence.

Pendant six semaines, la malade ne peut se lever.

Vers la fin de janvier, un peu d'amélioration se produisit.

Le 15 février la malade peut se lever.

Le 25 février elle descend au jardin.

Le 14 avril. —. Le côté paralysé a recouvré en partie ses forces. — La recherche de la sensibilité à l'esthésiomètre donne les résultats suivants :

	Écart du côté droit	Écart du côté gauche
Pulpe des doigts	1 millim.	3 millim.
Face dorsale de la main	5 millim.	3 cent. 5
Face antérieure de l'avant-bras	7 millim.	8 millim.
Face postérieure de l'avant-bras	8 millim.	8 millim.
Au niveau du masseter	3 cent.	1 cent.

OBSERVATION VII. — *Hémiplégie gauche constatée au moment du réveil et ayant commencé par le bras. — Phénomènes anesthésiques.*

D... Joseph, 72 ans, horloger, entre le 11 octobre 1877, salle St-Paul, no 31, dans le service du professeur Lasègue.

Au mois de septembre dernier, il se réveilla un matin en constatant que son bras gauche était très faible, et qu'il ne pouvait ni fermer la main ni étendre les doigts. Cette paralysie du bras fut en progressant insensiblement et sans secousses, et huit jours après, la jambe elle-même devenait aussi le siège d'une paralysie lente et progressive.

Un mois après, le malade entrait à l'hôpital. Nous l'examinons dans le courant d'avril 1878. Nous constatons que le bras et la jambe gauche sont contracturés et incapables de tout mouvement.

Au point de vue de la sensibilité : le bras gauche est complètement insensible au chaud, au froid et à la douleur ; l'avant-bras est le siège d'une sensibilité relativement plus considérable ; par contre la main et les doigts sont presque aussi anesthésiques que le bras.

La jambe gauche est à peu près aussi sensible que la jambe droite.

Pendant un séjour de plusieurs mois à l'hôpital, le malade ne présenta pas de modifications notables.

Les observations qui précèdent nous montrent que si l'anesthésie peut être diffuse et complète sur la moitié du corps atteinte d'hémiplégie, elle peut aussi avoir une distribution plus ou moins irrégulière. On peut observer des zônes d'anesthésie absolue au milieu de membres dont la sensibilité est parfois intacte dans le reste de leur étendue, tandis qu'on trouve dans d'autres cas des zônes de sensibilité normale au milieu de régions absolument anesthésiées.

Si, en se fondant sur les seules observations que nous avons recueillies, on voulait essayer de donner une idée de la distribution possible des troubles sensitifs dans l'hémiplégie, et de classer en quelque sorte les altérations de la sensibilité suivant la localisation de l'anesthésie, on pourrait, croyons-nous, réunir en cinq groupes les différents cas qui peuvent se présenter.

1er *groupe*. — Dans un premier groupe, nous plaçons les membres qui ont conservé leur sensibilité absolument intacte, la motilité ayant plus ou moins disparue *(fig. 9)*.

2e *groupe*. — Dans le second, nous mettons les membres atteints d'anesthésie ou d'hypoësthésie également répartie sur toute leur surface *(fig. 10)*.

3e *groupe*. — Le troisième comprend les cas dans

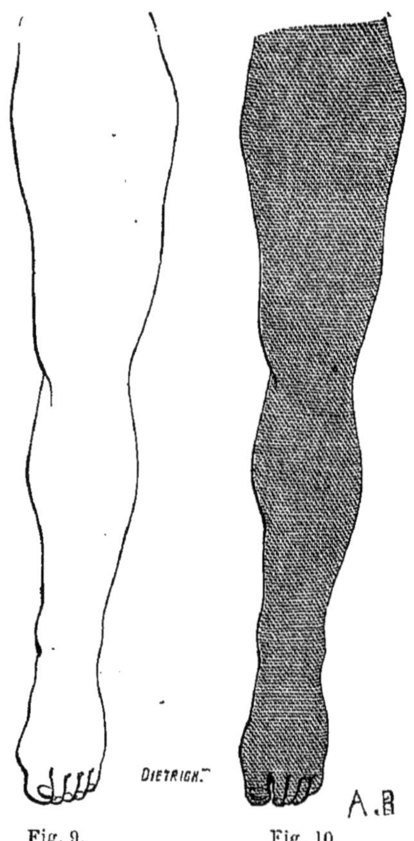

Fig. 9.   Fig. 10.

lesquels la perte de la sensibilité est absolue sur un segment extrême (cuisse ou pied, par exemple), alors qu'elle est beaucoup moins considérable sur le segment moyen, et beaucoup moins encore sur l'autre segment extrême. Ce groupe peut en quelque sorte se décomposer en deux variétés : Dans la première, le segment supérieur (cuisse ou bras) a une sensibilité presque normale, tandis que le segment moyen (jambe ou avant-bras) est beaucoup plus hypoësthésié, et que l'inférieur (pied ou main) est à peu près anesthésié *(fig. 11)*. Dans la seconde, la topographie est inverse, et c'est le pied ou la main qui jouissent de la sensibilité la plus grande, tandis que la cuisse ou le bras sont très peu sensibles, la jambe et l'avant-bras tenant toujours le

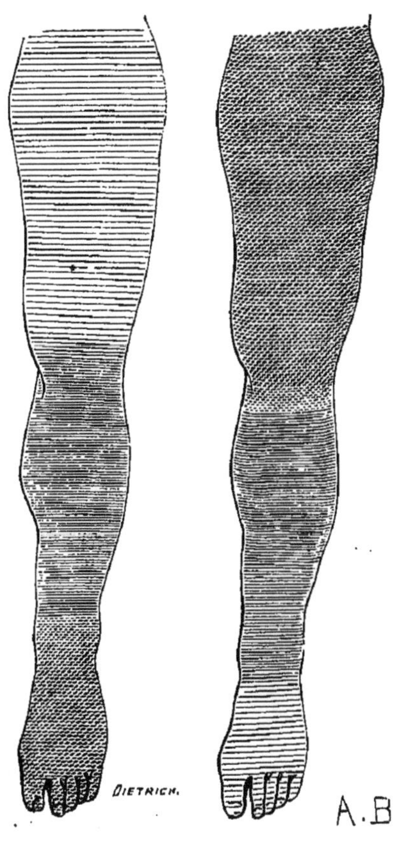

Fig. 11.   Fig. 12.

milieu *(fig. 12)*. L'un de nous a eu l'occasion d'observer

un très bel exemple de la première variété chez une malade, Schr... Eugénie, âgée de 19 ans 1/2, qui entra le 22 mars 1878 dans le service du professeur Lasègue pour y être traitée d'une hémiplégie puerpérale. La malade qui fait le sujet de notre observation V est également très intéressante à ce point de vue, en ce sens que le membre supérieur réalise le schema de la pre-

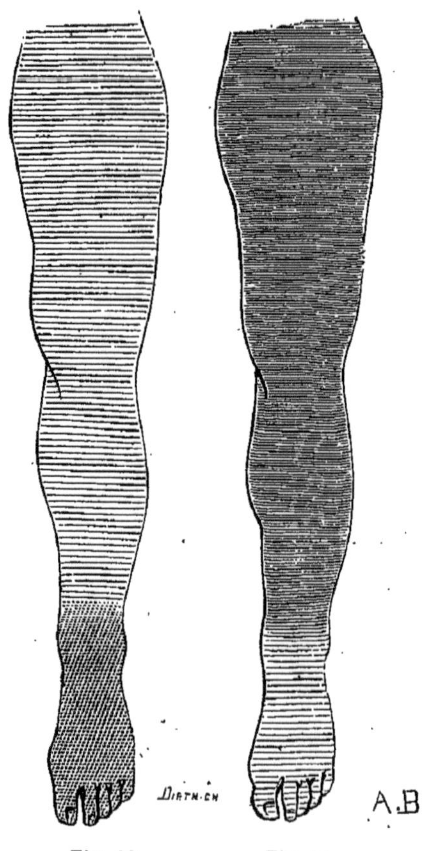

Fig. 13.   Fig. 14.

mière variété, tandis que le membre inférieur appartient incontestablement à la seconde.

Il ne faudrait pas croire cependant (et nous faisons également la même remarque pour le 4e groupe), il ne faudrait pas croire que les divers degrés d'anesthésie observés sur la surface du membre aient des limites absolument tranchées. C'est par une transition graduelle que la sensibilité décroît, et si, dans la figure schematique ci-jointe, nous avons indiqué une teinte différente pour chaque segment du membre, c'est afin de mieux faire saisir l'ensemble des résultats obtenus par la recherche de la sensibilité au niveau de la partie moyenne de chacun de ces segments.

Nous devons dire, en outre, qu'il est des cas dans lesquels l'altération de la sensibilité porte surtout sur le pied ou sur la main, tandis que le reste du membre possède une hypoësthésie diffuse beaucoup moindre et égale sur tous les points. C'est ainsi que nous avons eu récemment l'occasion d'observer à l'hôpital Necker dans le service de M. Rendu, suppléé par M. Gombault, une malade, ancienne syphilitique, hémiplégique depuis deux ans, et dont la main est presque absolument insensible, alors que la sensibilité est simplement émoussée sur l'avant-bras et sur le bras. Les figures *13 et 14* rendent compte de ces variétés que nous croyons devoir rattacher au 3ᵉ groupe.

4ᵉ groupe. — La moitié externe du membre a sa sensibilité normale ou un peu diminuée, tandis que la moité interne est à peu près anesthésiée, — ou réciproquement. Notre observation II est un exemple très net de ce groupe. (Voir *fig. 15 et 16.*)

5ᵉ groupe. — On observe ici une irrégularité extrême dans la distribution de la sensibilité, et c'est par plaques, par zônes que l'anesthésie se produit. Tantôt on constate des zônes d'insensibilité absolue au milieu d'un membre simplement hypoësthésié *(fig. 17)*, tantôt on observe des régions où la sensibilité est normale ou légèrement amoindrie, faisant tache sur un membre anesthésié *(fig. 18)*. Contrairement à ce que nous avons observé dans les variétés précédentes, les altérations de la sensibilité sont ici nettement délimitées, et l'on peut, avec un crayon dermographique tracer sur la peau du malade les limites des plaques d'anesthésie.

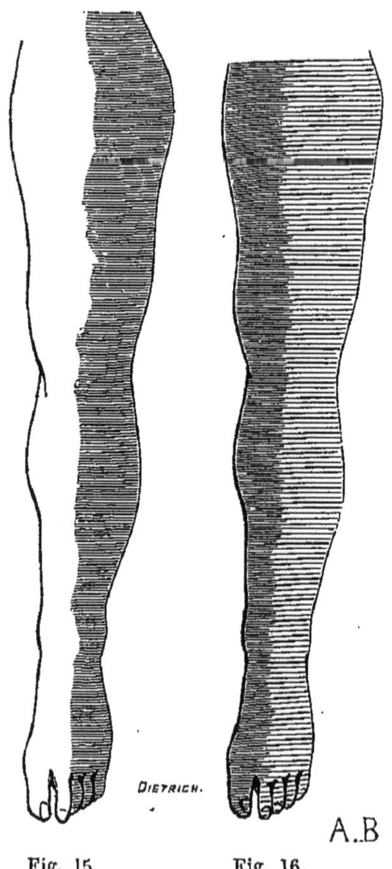

Fig. 15.   Fig. 16.

Ce groupe est encore remarquable par les déplacements rapides de l'anesthésie. Tandis que dans les variétés précédentes, quand l'anesthésie doit retrocéder, on voit l'insensibilité aller peu à peu en diminuant progressivement sur toute l'étendue du membre, ici, au contraire, ainsi qu'on peut le remarquer en lisant

notre observation I, les zônes d'anesthésie se dépla-
cent d'un jour à l'autre, sans suivre aucun trajet nerveux. Telle partie qui, la veille, était absolument insensible recouvre le lendemain une sensibilité presque
normale, tandis que telle autre où la sensibilité était
peu diminuée se trouve en pleine anesthésie.

Au point de vue du pronostic, on peut dire que dans
ce dernier groupe l'anesthésie est moins durable, et
l'on peut, jusqu'à un certain point, prévoir sa disparition. C'est du moins ce qui résulte de 3 cas que nous
avons observés.

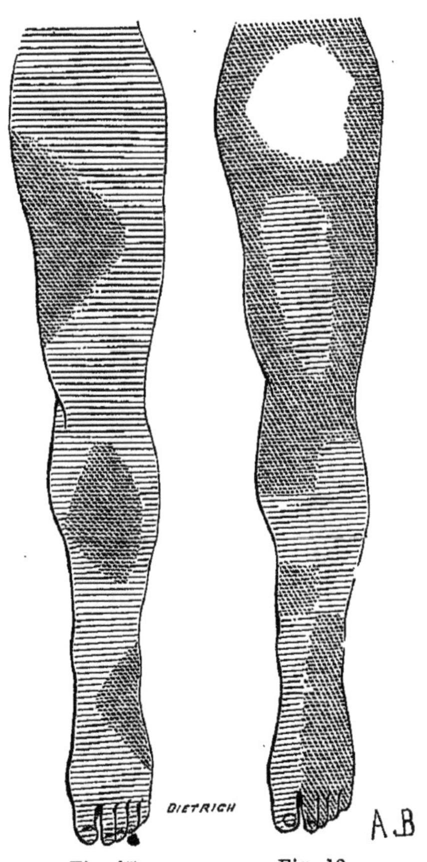

Fig. 17.   Fig. 18.

Si, maintenant, on jette un coup d'œil sur les différentes figures précédentes, on peut voir que l'anesthésie dans aucun des cas ne suit un trajet nerveux nettement délimité. Cette particularité n'est pas sans intérêt, et elle nous autorise déjà à penser que les troubles sensitifs obéissent à des lois différentes de celles qui régissent les troubles moteurs.

Un autre fait se dégage de nos observations, c'est la possibilité de voir l'anesthésie se déplacer et osciller dans certains cas sans qu'il soit possible de trouver une cause à ce singulier changement. Si l'explication en est difficile, le fait n'en porte pas moins. avec lui un enseignement dont nous devons profiter, et comme il est impossible d'admettre le déplacement de la lésion cérébrale, on doit forcément en conclure que les troubles sensitifs, dans l'hémiplégie, ne répondent point à des altérations fixes et localisées de l'écorce cérébrale.

L'analyse clinique conduit donc aux mêmes résultats que les observations anatomo-pathologiques, et les faits que nous avons constatés confirment, par un autre procédé, les conclusions auxquelles G. Ballet a cru devoir s'arrêter.

Cela étant donné, nous devions nous demander si les troubles anesthésiques ne présentent pas d'autres particularités qui les distinguent des troubles moteurs, et si, dans leur évolution, dans leur manière d'être, ils n'offrent pas certains caractères encore peu étudiés.

Une chose nous a frappés, c'est que si l'on considère le début des accidents, on peut remarquer que souvent la paralysie motrice progresse pendant trois à quatre jours avant d'arriver à son summum d'intensité tandis que le plus ordinairement c'est d'emblée que la sensibilité est atteinte autant qu'elle doit l'être. Il n'est pas rare, pendant que les troubles moteurs augmentent, de voir les désordres sensitifs diminuer (1).

Une fois constituée, l'anesthésie est loin de présenter la fixité de la paralysie musculaire. Indépendemment des déplacements par zones précédemment signalés, l'insensibilité nous offre je ne sais quoi de plus superficiel qui autorise évidemment à tenter des essais thérapeutiques que la croyance d'une lésion de « centres sensitifs » devait faire repousser. C'est ce qui nous explique les succès obtenus dans l'hémianesthésie d'origine cérébrale par l'application des aimants. Les faits de Charcot (2), de Vigouroux (3), de Aigre (4), ceux de Debove à qui nous sommes redevables d'intéressantes recherches sur la question qui nous occupe (5), montrent bien la possibilité de guérir les anesthésies de cause centrale par des procédés jusqu'alors appliqués aux cas d'altération sensitive d'origine névropathique. Il semble que dans les paralysies motrices avec hémianesthésie, il y a une hystérie de la sensibilité. C'est là ce qui fait dire à MM. Landolt et Oulmont : « Dans le cas actuel, ne peut-on pas supposer que la lésion en foyer qui a causé il y a 12 ans, chez R..., l'hémiplégie motrice et sensible, n'a détruit réellement qu'un petit nombre de fibres sensitives ; les autres, frappées simplement de stupeur, ont désappris l'activité fonctionnelle, mais sont restées intactes ; il a donc suffi, pour secouer leur torpeur,

---

(1) Il est bien entendu qu'il faut excepter les cas dans lesquels la lésion cérébrale portant sur la capsule interne détruit d'emblée le faisceau sensitif. Nous ne voulons parler ici que des troubles anesthésiques dus à une altération des points récepteurs de la sensibilité.

(2) Landolt et Oulmont, *Progrès médical*, 1877.

(3) *Gaz. des hôpit.*, 1878.

(4) Aigre, *Etude clinique sur la métalloscopie et la métallothérapie externe dans l'anesthésie, Th. Paris*, 1879.

(5) Debove : *Recherches sur les hémianesthésies et leur curabilité par les agents æsthesiogènes. (Union médicale,* 1879.)

pour leur rendre leur conductibilité, du plus léger ébranlement, de celui que peut causer la simple application d'un métal (1). »

Ce retour de la sensibilité est provoqué non seulement par les courants légers produits par une application métallique ou par l'approche d'un aimant, mais encore par certaines irritations cutanées. Si, en effet, dans certains cas d'hémianesthésie d'origine cérébrale même de date ancienne, on pratique rapidement sur un endroit anesthésié de la largeur d'une pièce de 1 franc, des piqûres superficielles, l'analgésie disparaît, et au bout de quelques secondes le malade non seulement sent l'aiguille, mais encore éprouve de la douleur quand elle traverse le tégument. Il semble que chez ces sujets dont la sensibilité est émoussée et ne répond pas aux excitants ordinaires, il faille, comme chez certains impuissants auxquels les sources habituelles de reflexes sont insuffisantes à provoquer l'érection, il faille, disons-nous, une titillation plus ou moins prolongée et artificielle pour amener une sorte de retour incomplet d'une fonction désormais perdue ou tout au moins compromise.

OBSERVATION VIII. — *Hémiplégie droite datant de 4 ans. Analgésie, retour de la sensibilité à la douleur par des piqûres rapides sur un point limité du corps.*

B..., Eugène, entré le 19 mars 1882, salle Behier, 23, service de M. le professeur Ball.

Il y a 4 ans, ictus apoplectique ; longue perte de connaissance.

Actuellement : Hémiplégie droite avec contracture du membre supérieur.

Analgésie presque totale de la jambe et surtout du bras.

Lorsqu'on irrite la peau par des piqûres d'épingle, répétées, successives et rapides, pendant 4 à 10 secondes sur un espace ayant les dimensions d'une pièce de 1 franc, le malade alors commence à sentir, et bientôt la douleur se manifeste dans la région irritée, alors que la piqûre est insensible à quelques

(1) Landolt et Oulmont, *loc. cit.*

centimètres de là. Le malade, assez inférieur au point de vue iutellectuel, pour nous faire comprendre qu'il commençait à sentir, nous disait : « Ça y est, maintenant, ça y est, » criant de plus en plus fort, à mesure que la douleur devenait de plus en plus vive, et finissait par s'opposer à nos piqûres.

OBSERVATION IX. — *Hémiplégie gauche et hémianesthésie, retour de la sensibilité par la piqûre.*

L...., 70 ans, tailleur, entré le 27 octobre 1883, salle Beau, 18, service de M. Ferrand.

Il y a 30 à 35 ans : Syphilis (chancre, plaques muqueuses).

Il y a 18 mois ; légère perte de connaissance, paralysie consécutive. Le malade est transporté à l'hôpital Tenon d'où il est dirigé sur l'hôpital Laënnec.

État actuel. — Paralysie complète du bras gauche avec contracture. — Parésie de la jambe, exagération du reflexe rotulien. Athérome. Arc sénile.

Hypoesthèsie diffuse du côté gauche. La sensibilité apparaît en un point limité au bout de 6 à 8 secondes par des piqûres répétées comme dans le cas précédent.

OBSERVATION X. — *Hémiplégie droite, contracture, hypoësthésie, retour de la sensibilité par les piqûres.*

M...., Jules, 35 ans, jardinier, entré le 18 juillet 1883, à l'hôpital Laënnec, salle Behier, n° 27, service de M. le professeur Ball.

Le 4 avril 1883, attaque d'apoplexie suivie d'une perte de connaissance qui dura plusieurs heures.

État actuel. — Hémiplégie droite, exagération des réflexes, trépidation spinale de la jambe, contracture de la main, inflexion.

Diminution très notable de la sensibilité surtout dans les régions externes du membre inférieur. Retard manifeste dans la perception des sensations.

Les piqûres pratiquées comme précédemment ramènent un peu de sensibilité dans l'endroit excité ; toutefois le phénomène du retour de la sensibilité est moins net que dans les deux cas précédents.

OBSERVATION XI. — P...., François, âgé de 67 ans, entre le 27 juillet 1883 à l'hôpital Laënnec, salle Behier, n° 23.

Hémiplégie gauche depuis 13 mois, survenue sans attaque apoplectique.

Actuellement le malade peut se lever et marcher. Exagération du reflexe rotulien ; spasme spinal.

Analgésie complète et étendue sur tout le côté paralysé. — Les piqûres ne font que très peu revenir la sensibilité.

OBSERVATION XII. — F...., Alfred, 37 ans, employé; entre à l'hôpital Laënnec le 18 janvier 1883, salle Becquerel, n° 2.

Actuellement il a une hémiparésie droite depuis deux mois et demi. Il peut marcher et se servir de sa main droite.

Du côté de la sensibilité : hypoësthésie diffuse.

La sensibilité revient très manifestement dans les régions irritées par des piqûres multiples et rapides.

Les observations précédentes nous autorisent donc à conclure que dans certains cas une excitation périphérique reveille la sensibilité qui reste en quelque sorte à l'état latent.

Ce sont là des faits qui nous montrent bien que l'hémiplégie sensitive et motrice sont des phénomènes qui, bien que connexes n'en sont pas moins de nature différente. Le système moteur déjà admirablement délimité se compose d'un organe central (centres moteurs), sorte de cœur qui, par l'intermédiaire des nerfs moteurs qu'on peut comparer au système artériel, lance la circulation nerveuse dans des groupes musculaires bien définis; tandis que le système sensitif, analogue en quelque sorte aux veines portés, commence et finit par des ramifications dont les unes vont puiser au dehors les sensations multiples, tandis que les autres vont, pour ainsi dire, s'éparpiller autour des centres moteurs. Toutefois il est un point où ce système sensitif se condense en un faisceau, c'est la partie postérieure de la capsule interne. C'est là qu'il est vulnérable, et c'est là que se font pour lui les lésions irréparables et complètes.

En somme, on a pu l'entrevoir, si les lésions motrices d'origine cérébrale ont quelque chose de pathognomonique, il n'en est pas de même des troubles sensitifs. Les anesthésies dans les lésions corticales, ressemblent singulièrement aux anesthésies hystériques, syphilitiques, toxiques; et les altérations de la sensibilité dans la névropathie ou dans l'intoxication

alcoolique ou saturnine sont justiciables du même trai-
tement que dans l'hémiplégie (1). Les mêmes variétés
d'anesthésie au point de vue de la topographie peuvent
se rencontrer dans ces diverses affections et dans les
lésions cérébrales ou médullaires. Des zônes d'anesthésie ont été décrites dans la syphilis (2), dans l'ataxie
locomotrice, dans le diabète, et les troubles sensitifs
localisés aux mains et aux avant-bras sont des faits fré-
quents chez les saturnins.

Il semble, en voyant la multiplicité des causes qui
peuvent donner naissance à ce même phénomène
d'anesthésie, que celui-ci soit sous la dépendance d'une
irrigation défectueuse, incomplète ou exagérée puisant
sa source soit dans une altération sanguine, soit dans
une modification subite ou lente de la pression dans
les vaisseaux de l'encéphale. Ce qui nous conduit à
cette manière de voir, ce sont, d'une part, les oscilla-
tions, les fluctuations, les incertitudes de l'anesthésie, qui ne peuvent guère être expliquées que par des
phénomènes cérébraux tangibles peut-être, mais, à
coup sûr, passagers ; et d'autre part, les faits d'anesthésie prémonitoire de l'attaque apoplectique dans certains cas d'athérome cérébrale. M. Rendu (3) rappelle
ces faits, et cite un passage intéressant de la clinique
d'Andral. « Plusieurs malades, dit-il, (4) se plaignent
d'éprouver un refroidissement, semblable à celui qui
se fait ressentir quand on plonge sa main dans l'eau
glacée ; à d'autres, il semble qu'une étoffe soit inter-
posée entre la peau de leurs doigts et le corps qu'ils
veulent toucher, tant leur sensibilité est émoussée.
Ces sensations diverses peuvent être bornées aux

(1) Voir Debove, *loc. cit.*
(2) A. Fournier : *Analgésie syphilitique secondaire,* leçon professée à
l'hôpital de Lourcine, 1869.
(3) Rendu : *Des anesthésies spontanées ;* thèse de concours, 1875.
(4) Andral : *Clinique,* t. V, p. 367, 1833.

mains ; elles peuvent s'étendre aux pieds, parfois aussi elles se montrent en d'autres points, soit des membres, soit même de la face et du tronc. Nous avons recueilli l'observation d'un homme qui, plusieurs mois avant d'être frappé d'apoplexie, éprouvait une perte absolue du sentiment dans quelques points isolés du thorax. Chacun de ces points, qui étaient au nombre de cinq ou six, aurait pu admettre une pièce de cinq francs. Là on pouvait pincer fortement la peau sans que le malade parut ressentir la moindre douleur : *hors de ces points, la sensibilité était intacte et elle reparaissait brusquement dans toute son intégrité.* »

N'est-il pas incontestable que ces anesthésies prodromiques sont sous la dépendance d'une circulation cérébrale déjà compromise ? Du reste, s'il nous fallait de nouvelles preuves à l'appui de l'opinion que nous soutenons, nous les trouverions dans les anesthésies du début de la paralysie générale et dans celles qui sont provoquées par les inhalations d'éther ou de choroforme. Dans ces cas il est évident que la disparition de la sensibilité est due, d'une part, au processus congestif précédant la formation d'encéphalite chronique de l'écorce, et d'autre part à l'intoxication passagère des cellules sensitives. Dans les deux cas il y a altération du sang soit en quantité soit en qualité.

Nous croyons donc pouvoir admettre que si, dans l'hémiplégie, des lésions nettement définies peuvent produire des troubles sensitifs (lésions capsulaires), certaines anesthésies doivent être sous la dépendance d'un état congestif ou anémique de la substance cérébrale (anesthésies d'origine corticale).

On le voit, les altérations de la sensibilité diffèrent des impotences motrices, et si l'on voulait chercher dans l'ordre pathologique des troubles analogues à ceux que nous étudions, il faudrait s'adresser aux désordres intellectuels. Intelligence et sensibilité sont deux fonctions qui, jusqu'à présent, ont échappé aux efforts de la localisation et qui probablement déjoueront toutes les tentatives faites dans le but de leur assigner un centre fonctionnel. Tout ce qu'on peut dire, c'est que l'une paraît résider surtout dans les circonvolutions antérieures, l'autre, dans les circonvolutions postérieures. Dans la plupart des affections cérébrales, quand l'intelligence a disparu, la sensibilité est bien près de s'éteindre, et dans les vésanies, on voit souvent, en même temps que l'intelligence, sombrer la sensibilité, sans qu'aucune lésion appréciable puisse nous rendre compte de cette double déchéance.